HELLMUT
DUNKELANGST

Siegfried Höfling · Curd-Michael Hockel

HELLMUT DUNKELANGST

...mit einem Anhang für Eltern

meditorial VERLAG

Die Deutsche Bibliothek - CIP Einheitsaufnahme

Höfling, Siegfried und Hockel, Curd-Michael:
Hellmut Dunkelangst,
mit einem Anhang für Eltern - Köln, meditorial Verlag, 1997
ISBN 3-932712-00-5

ISBN 3 932712 00 5

Umschlaggestaltung: Teusch & Partner, Köln
Illustrationen: Robin Geiger, Köln
Layout und Satz: Teusch & Partner, Köln
Druck: Meissner Druckhaus, Meißen

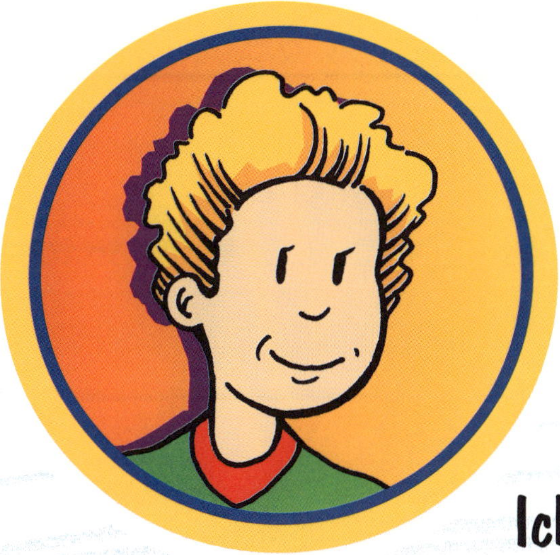

Ich heiße **Felix**

und erzähle gerne Geschichten.
Aber alles was ich erzähle ist wahr,
das verspreche ich Euch. Auch die
Geschichte von Hellmut Dunkelangst.

Hellmut Dunkelangst sitzt auf seinem Bett und macht abwechselnd die Augen auf und zu.
Auf: Da ist das warme Licht der Nachtlampe.
Zu: Da ist das Dunkel, das ihm aber keine Angst macht.

Aber dann, wenn er sich mit offenen Augen im Zimmer umsieht, entdeckt er den tiefen Schatten neben dem Schrank, und er hört seltsame Geräusche. Die Fensterscheibe mit der pechschwarzen Nacht dahinter, die das Licht verschluckt, macht ihm Angst.

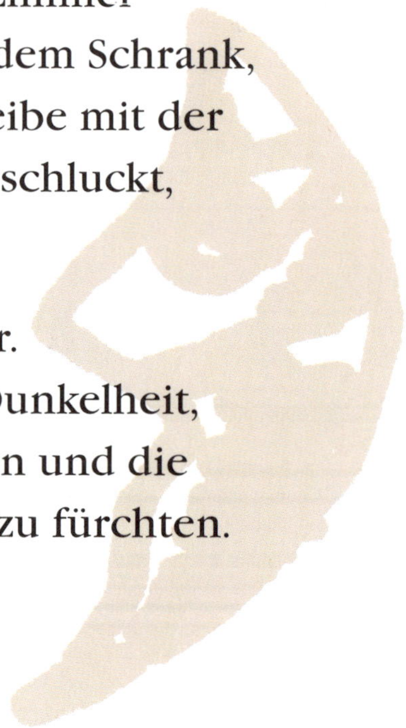

Wenn der Vollmond scheint, geht es besser.
Dann vertreibt das Licht des Mondes die Dunkelheit, und Hellmut kann aus dem Fenster schauen und die schwarzen Schatten bestaunen, ohne sich zu fürchten.

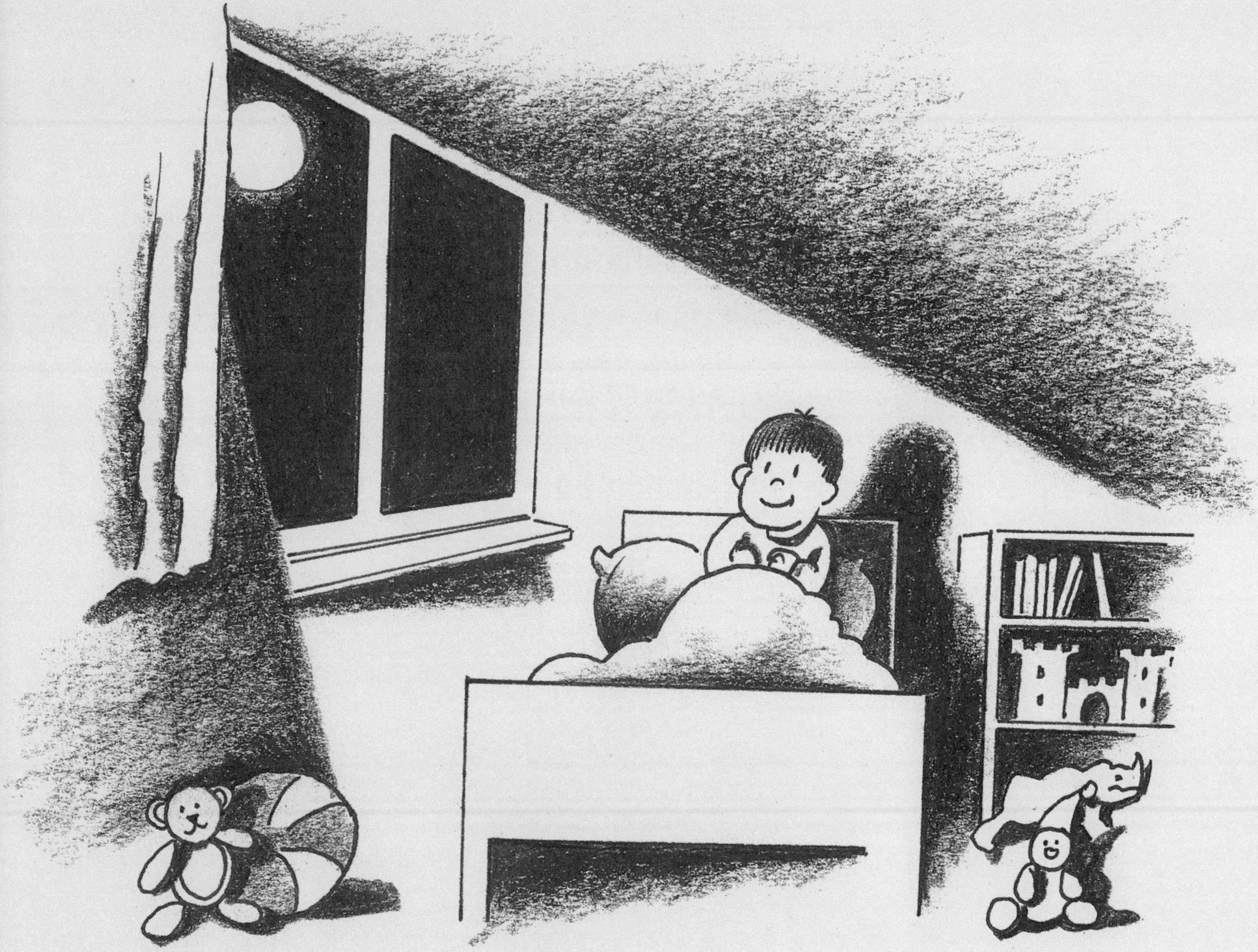

An einem sonnigen Morgen geht er mit seiner Mutter auf einen fremden Spielplatz. Da liegt ein Rohr mit einer großen dunklen Öffnung, die ihn neugierig macht.

Von drinnen kommen seltsame Geräusche. Plötzlich hört er eine gräßliche Stimme aus dem Dunkel zischen: „Ich rieche, rieche Menschenfleisch, hmmmmmm ...” Weinend rennt Hellmut zu seiner Mutter, und hinter ihm hüpft das freche Kind lachend aus dem Rohr und trällert: „Angsthase, Pfeffernase, morgen kommt der Osterhase...”.

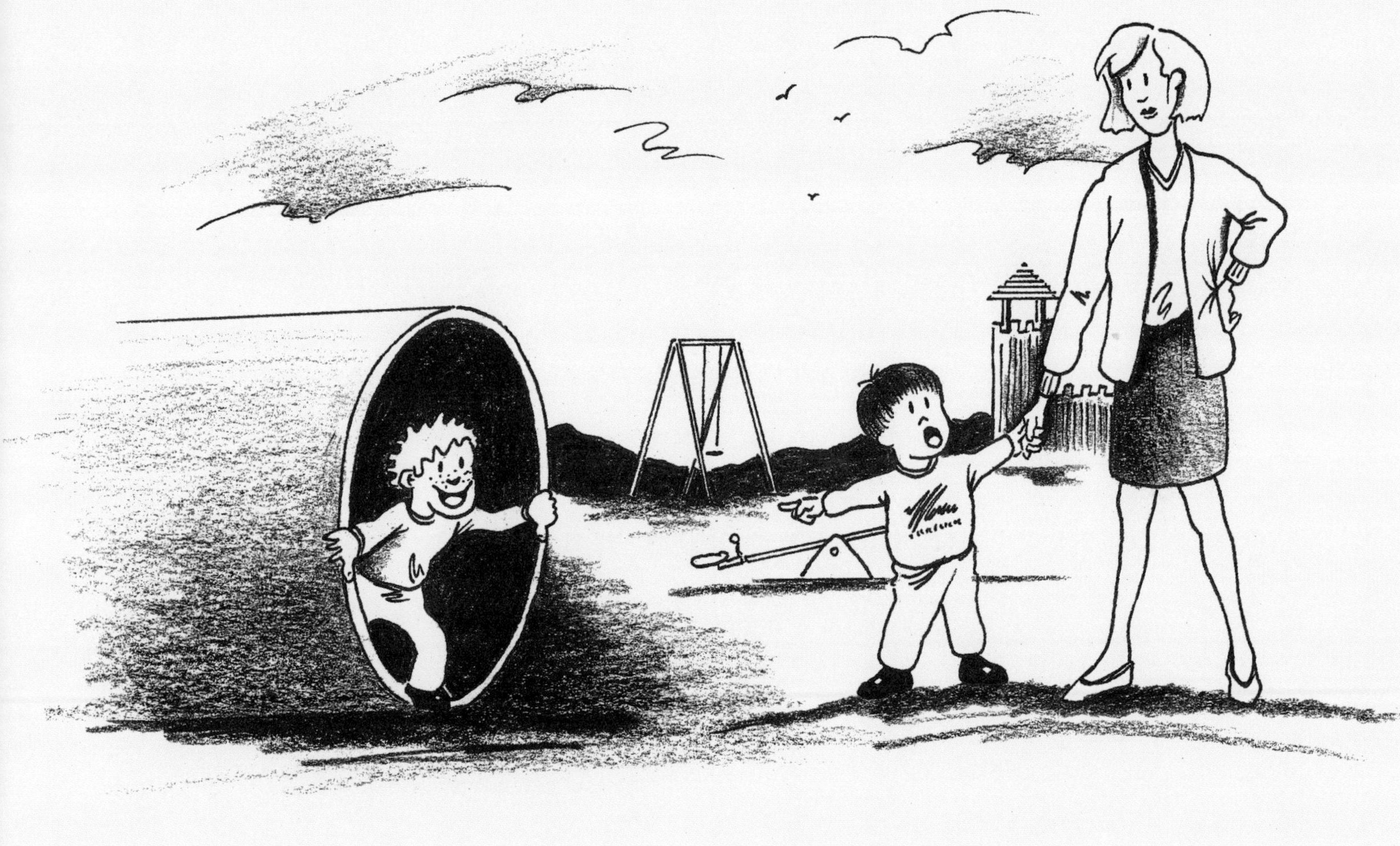

Einmal möchte Hellmut mit zwei Kindern spielen, die ihn aber nicht beachten. Plötzlich sieht er den schwarzen Schatten eines Baumes nach ihm greifen, und ihm wird bang vor diesem Lichtschluckmonster. „Mein Hellmut fürchtet sich so vor dem Dunklen, wissen Sie ...", sagt seine Mutter entschuldigend zu den anderen Müttern.

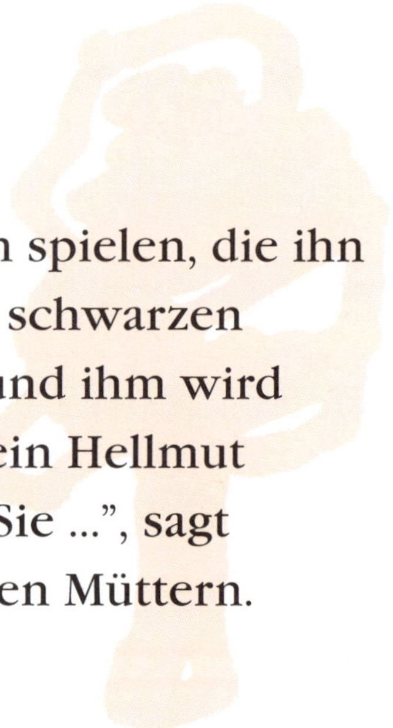

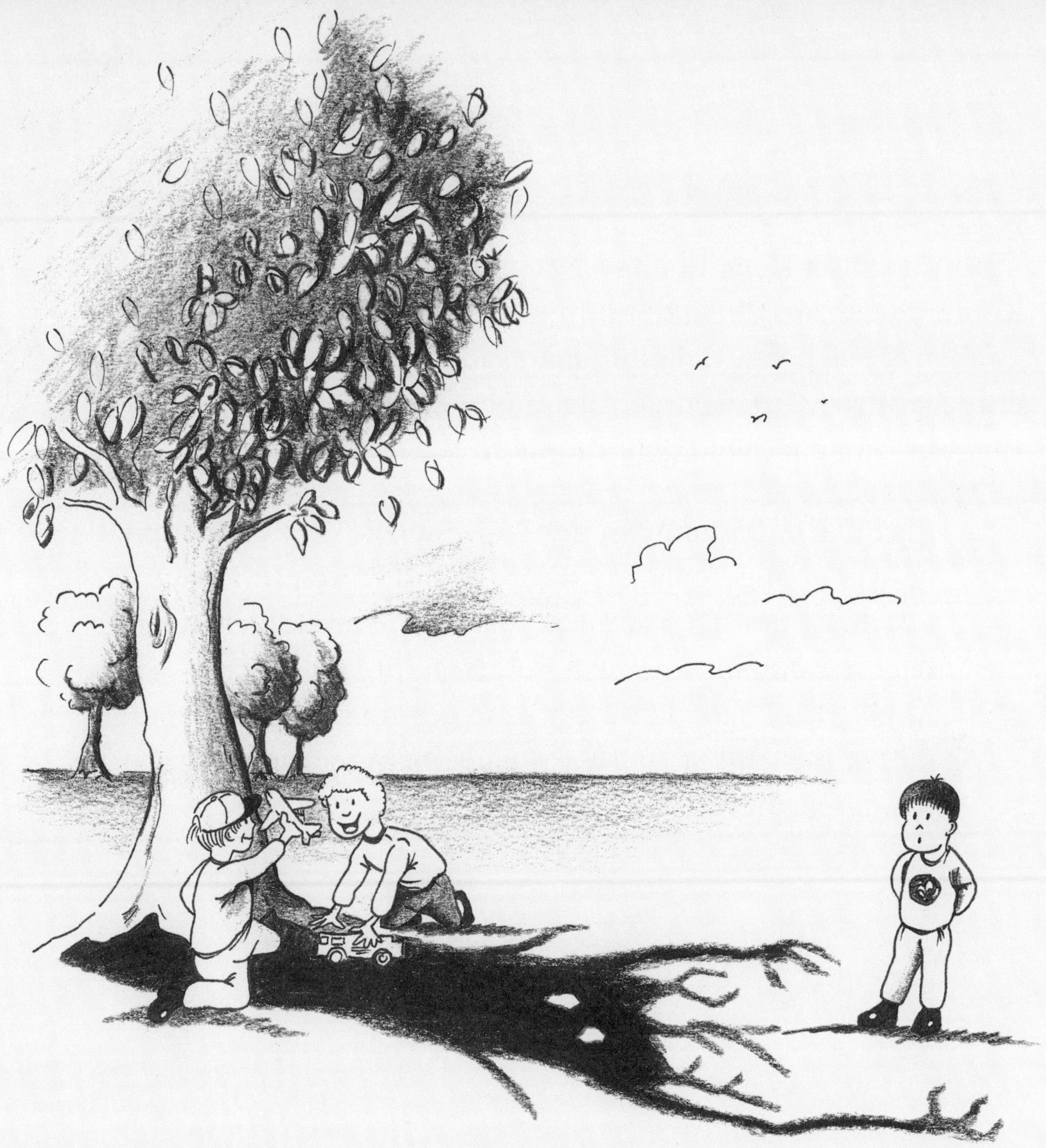

Der Vater holt Hellmut eines Nachmittags vom Kindergarten ab. Die Erzieherin erzählt lachend: „Stellen Sie sich vor, Hellmut glaubt noch immer, daß er unsichtbar wird, wenn er die Augen zumacht." Doch Hellmut versteht die Erzieherin nicht.

Als die Kinder heute in der Freispielzeit Verstecken spielten, da war er abgeschlagen gewesen und hatte nur abgewartet, bis alle gefunden waren. Deshalb hatte er einfach still dagestanden und vor sich hingeträumt, mit geschlossenen Augen. Und dann hatte ein Kind gerufen: „Hellmut meint, daß er unsichtbar ist." Warum glaubt Vater der Kindergärtnerin?

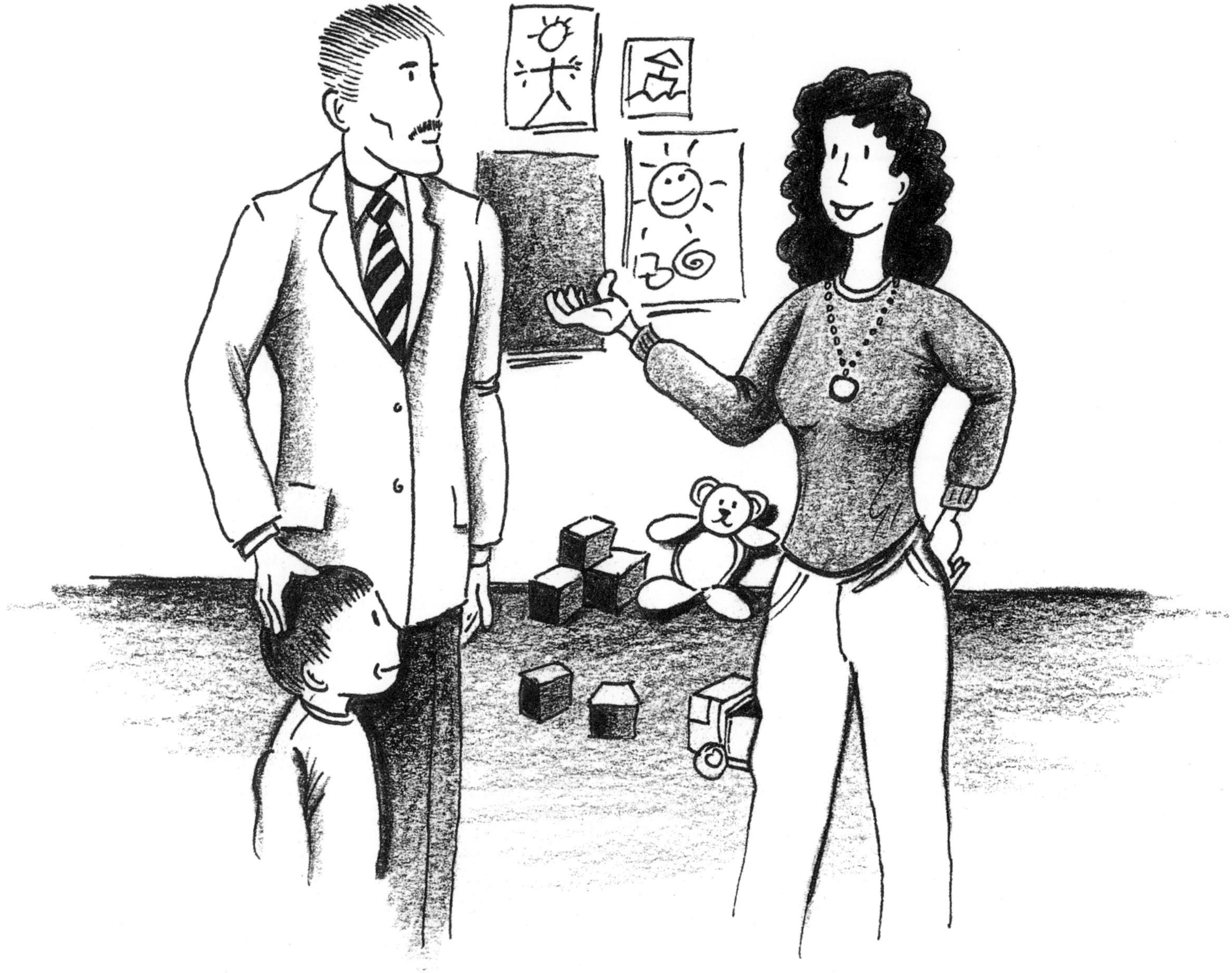

Scheußlich findet Hellmut Dunkelangst, wenn das Lichtschluckmonster mit der Stimme seines Vaters zu ihm spricht. Es sagt dann: „Streng Dich an" oder „Du taugst nix". Hellmut weiß genau, daß sein Vater so etwas niemals sagen würde. Aber dieses Monster schreckt nicht davor zurück, seine Ohren zu betrügen. "Du taugst ja doch nix", klingt es gemein aus dem Dunkeln.

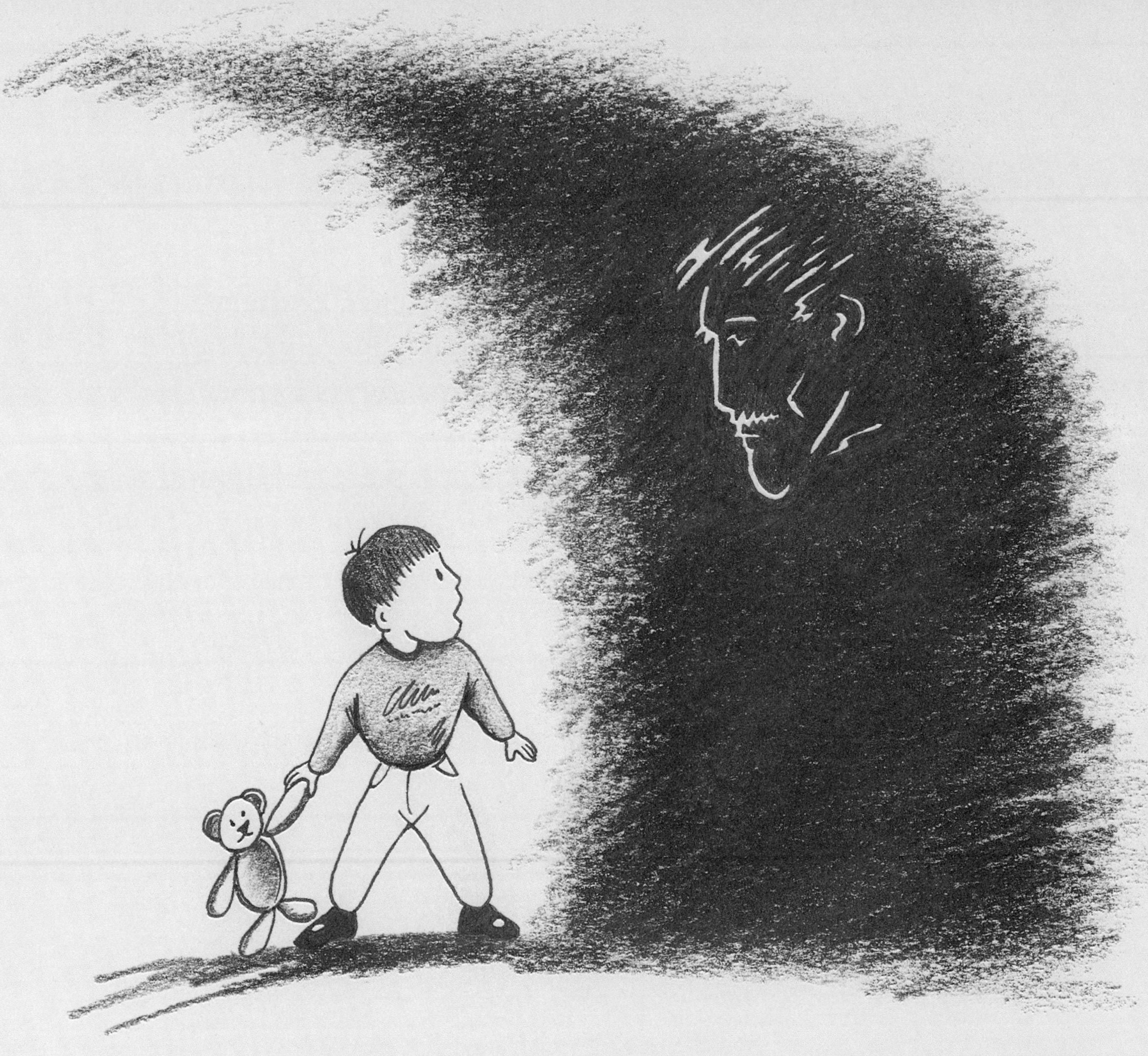

Später, in der Schule, ist Hellmut unsicher und scheu. Er traut sich wenig zu, obwohl er genauso klug ist wie die anderen Kinder. Er versteckt sich lieber. Aber seinen Lehrer, den verehrt er sehr.

Einmal besprechen sie im Sachunterricht den Sternenhimmel. Als der Lehrer fragt, ob die Sterne kleine Sonnen sein könnten, meint Hellmut eifrig: „Es könnten aber auch die Nachtlichter des lieben Gottes sein.” Oh, wie erschrickt er sich, als er plötzlich SEINEN Lehrer zwischen dem Gelächter der Kinder sagen hört: „Hellmut, Du bist aber keine große Leuchte.”

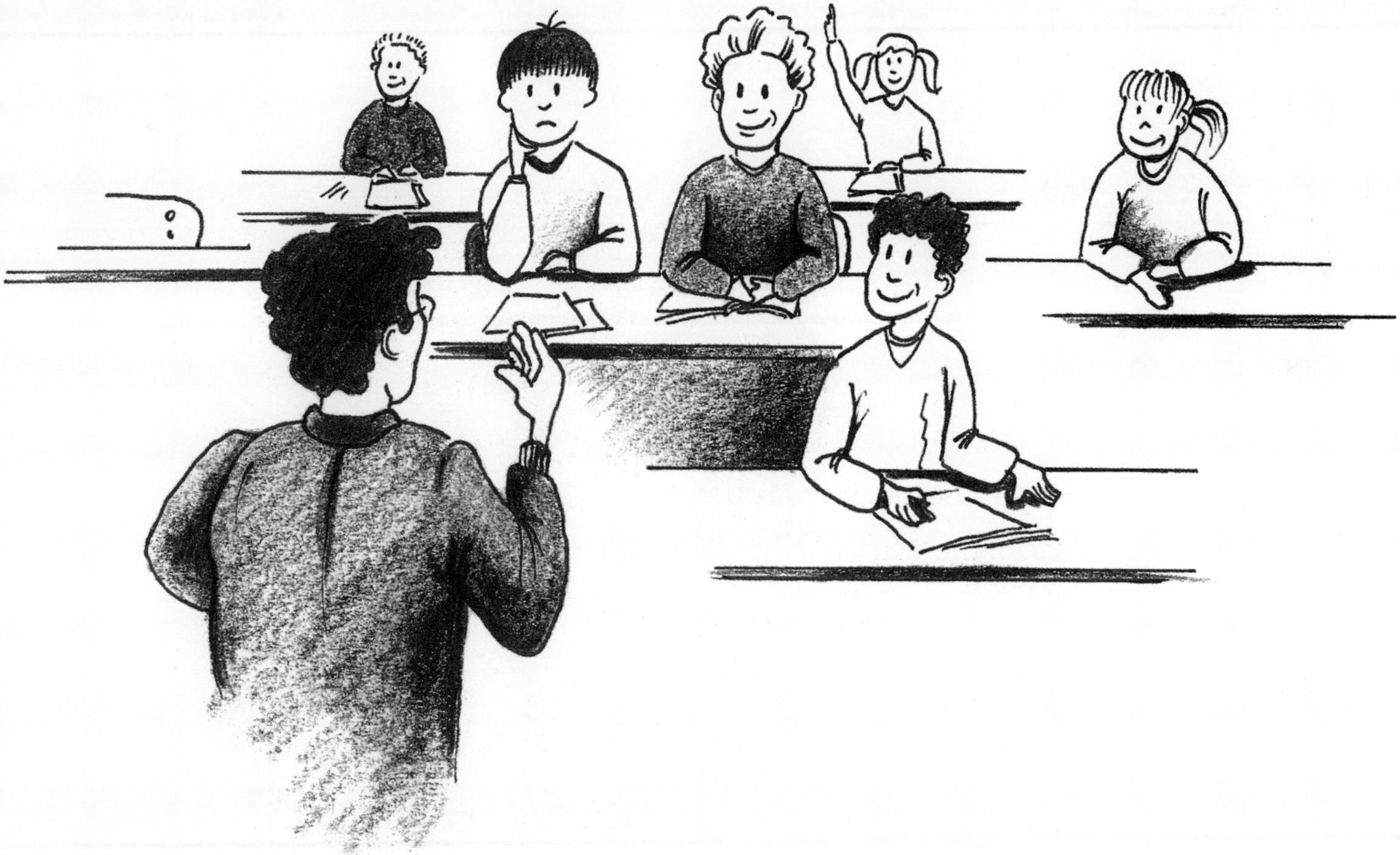

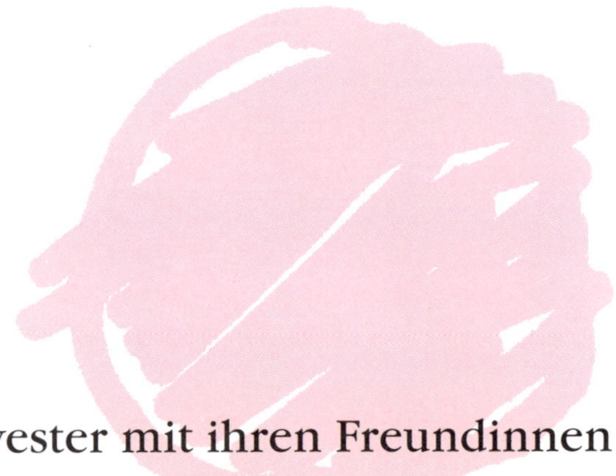

Im Sommer feiert seine Schwester mit ihren Freundinnen ihren 13. Geburtstag. Nur Hellmut ist nicht eingeladen. Die Mädchen haben unter sich viel Wichtiges zu bekichern und zu betuscheln. Als er seiner Schwester trotzdem ein Geschenk überreichen will, weist sie ihn zurück und zischt: „Das kannst Du behalten, Du Nervensäge!”

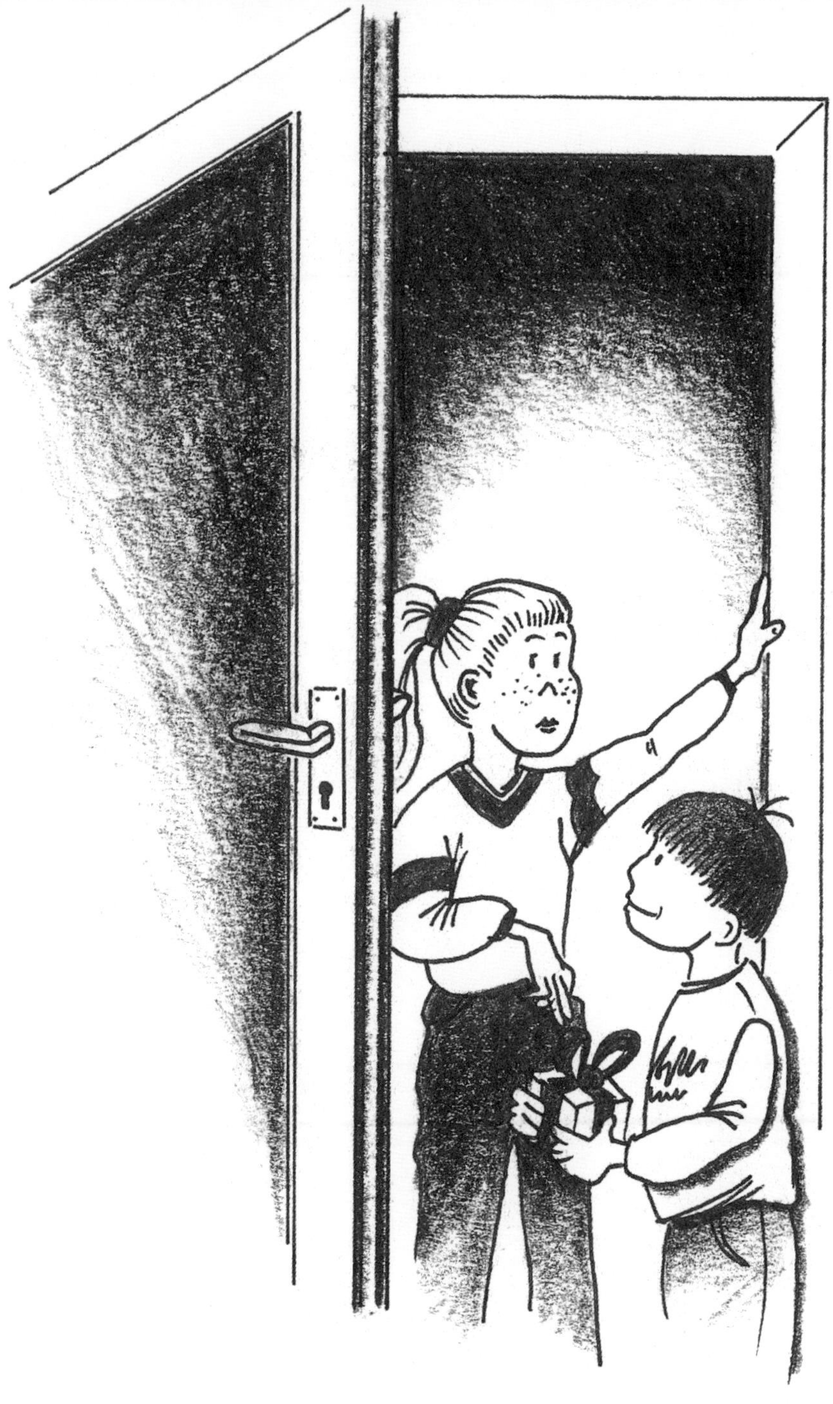

Inzwischen hat sich das Lichtschluckmonster auch in seinen Kopf geschlichen. Jedenfalls traut sich Hellmut Dunkelangst nicht mehr, die Augen zu schließen. Denn dann wäre er mit der gemeinen Stimme allein. Nur – wie soll man schlafen, wenn man nicht die Augen schließen kann? Hellmut wird immer blasser und nervöser.

In der Schule schläft er fast ein, weil er wegen der vielen durchwachten Nächte todmüde ist. Seine Mutter sieht bald ein, daß es so nicht weitergehen kann. Deshalb sprechen Vater und Mutter lange miteinander.

Schließlich entscheiden sie gemeinsam: Eine Kinderpsychologin soll helfen, damit Hellmut seine Angst verliert. Das ist eine Frau, die sehr viel von Kindern, ihren Problemen und Geheimnissen versteht.

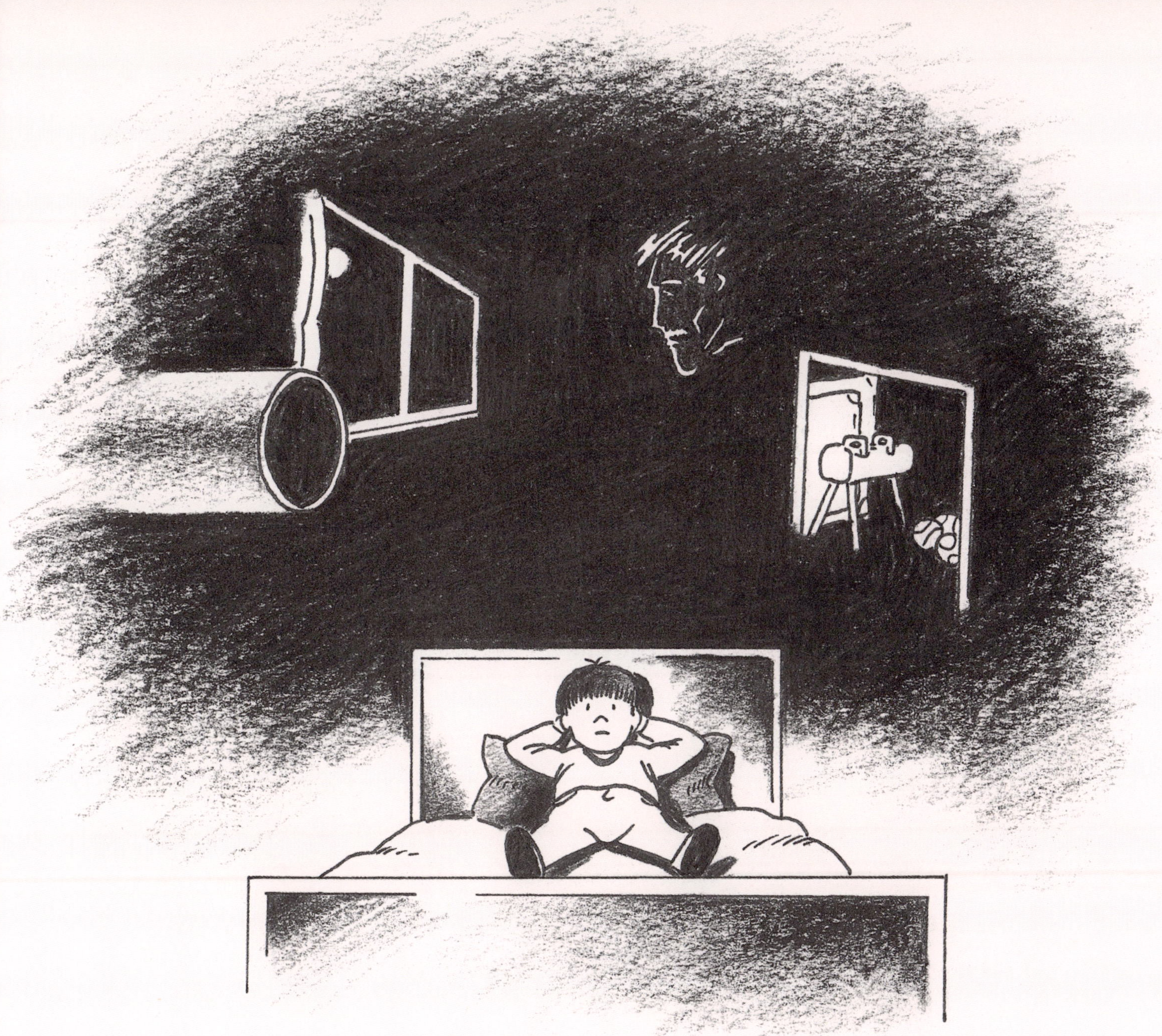

An einem Frühlingsnachmittag lernt Hellmut Dunkelangst das freundliche Zimmer der blonden „Frau Psychologin” kennen. Sein Vater nennt sie so, obwohl er ihren Familiennamen weiß.

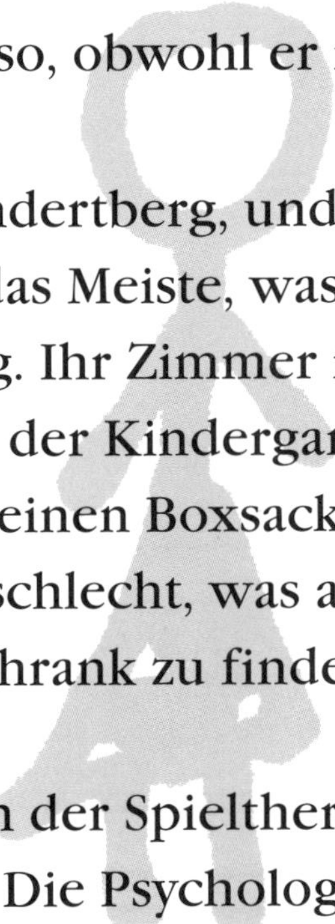

Sie heißt nämlich Hundertberg, und das findet Hellmut ganz lustig. Überhaupt ist das Meiste, was die Frau Psychologin sagt und tut ziemlich lustig. Ihr Zimmer ist wie ein Zaubergarten: Da gibt es Spielzeuge aus der Kindergartenzeit ebenso wie Spiele für Große, außerdem einen Boxsack und eine Bastelecke. Hellmut staunt nicht schlecht, was alles in den Regalen und hinter dem breiten Schrank zu finden ist.

Er ist hier in der Spieltherapie und darf sich deshalb tolle Spiele ausdenken. Die Psychologin weiß natürlich noch nicht, was ihn ängstlich gemacht hat. Die Eltern haben ja nicht mitbekommen, daß Hellmut kleine Enttäuschungen erlebt hatte. Damit sie Hellmuts Angst verstehen kann, achtet die Psychologin genau auf das, was er spielt.

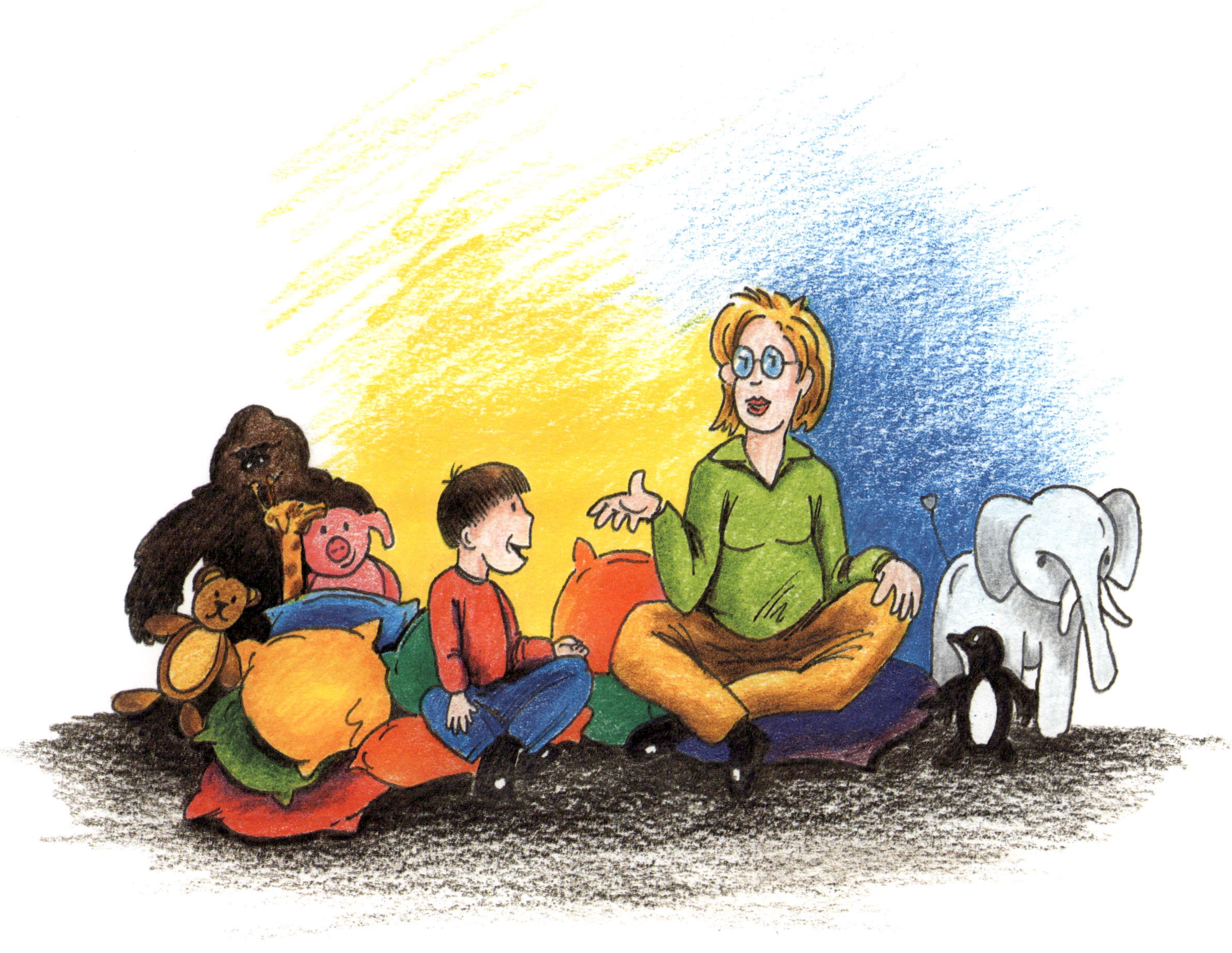

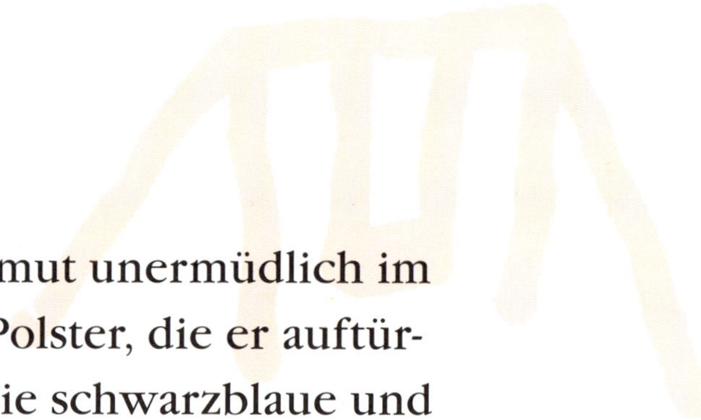

In den Spielstunden übt sich Hellmut unermüdlich im „Höhlen-Bauen”. Er nimmt große Polster, die er auftürmen darf, Kissen und Matratzen, die schwarzblaue und die rote Decke – und schon ist sein Höhlenpalast fertig.

In dem rötlichen Halbdunkel kauernd, läßt er die Psychologin von draußen rufen: „Hellmut, wo bist Du denn?”. Und sie muß es drohend sagen. Hellmut kennt schon die Gänsehaut, die ihm wieder über den Rücken läuft, wenn er die schreckliche Stimme hört – und das, obwohl es nicht die Stimme des Lichtschluckmonsters ist.

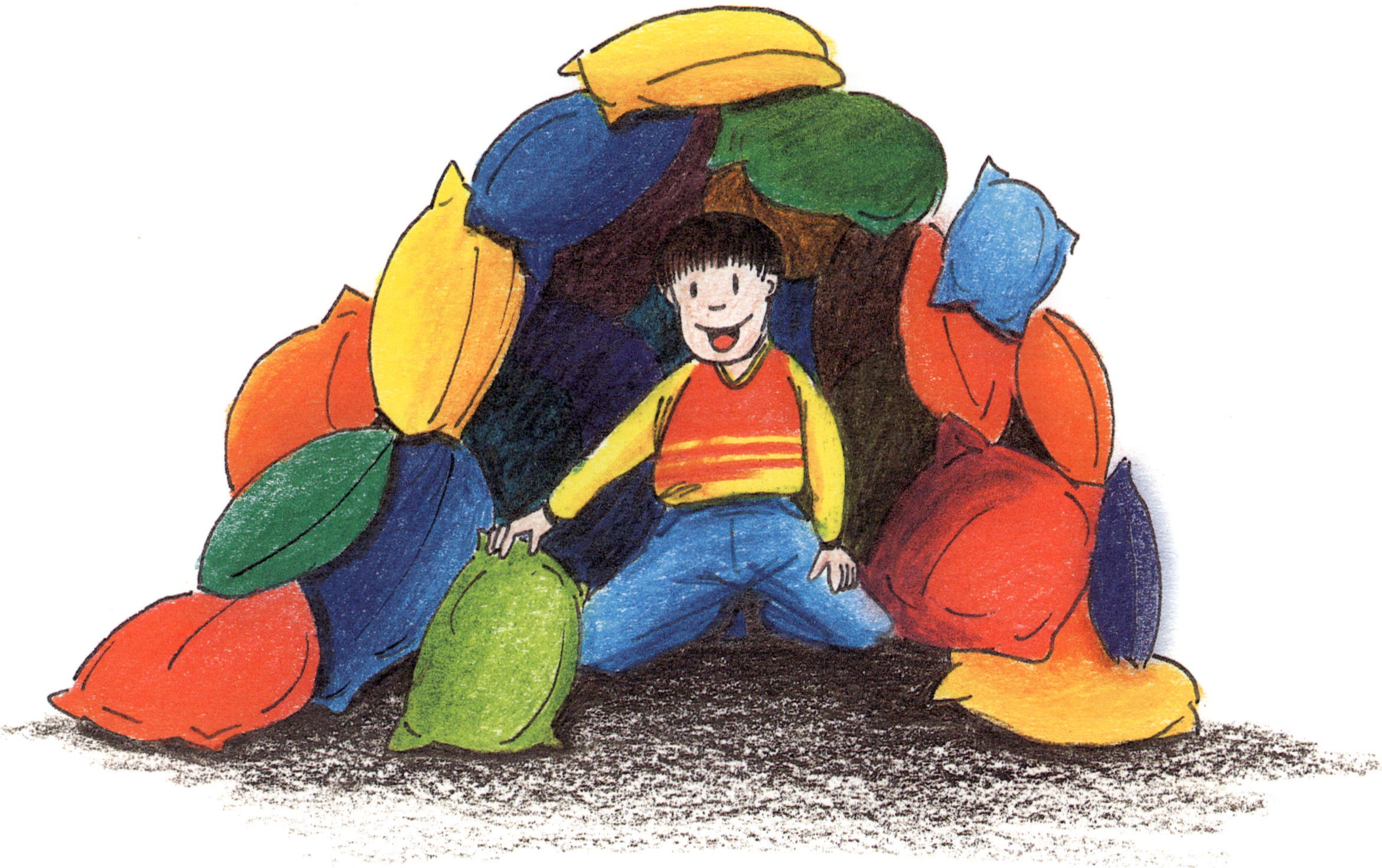

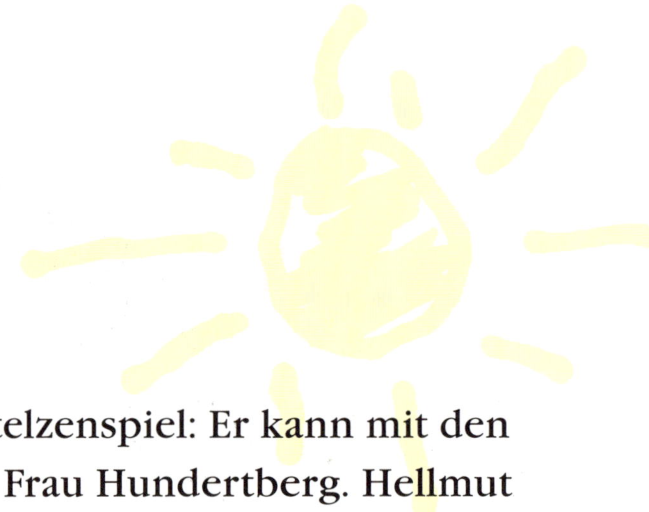

Eines Tages entdeckt er das Stelzenspiel: Er kann mit den kleinen Stelzen größer sein als Frau Hundertberg. Hellmut spaziert im Raum herum: „Sie sind jetzt ein kleines Mädchen, das neben seinem Vater herläuft." Solche Anweisungen gibt er ihr, und sie spielen miteinander. Dann schenkt Hellmut der Psychologin schöne Überraschungseier.

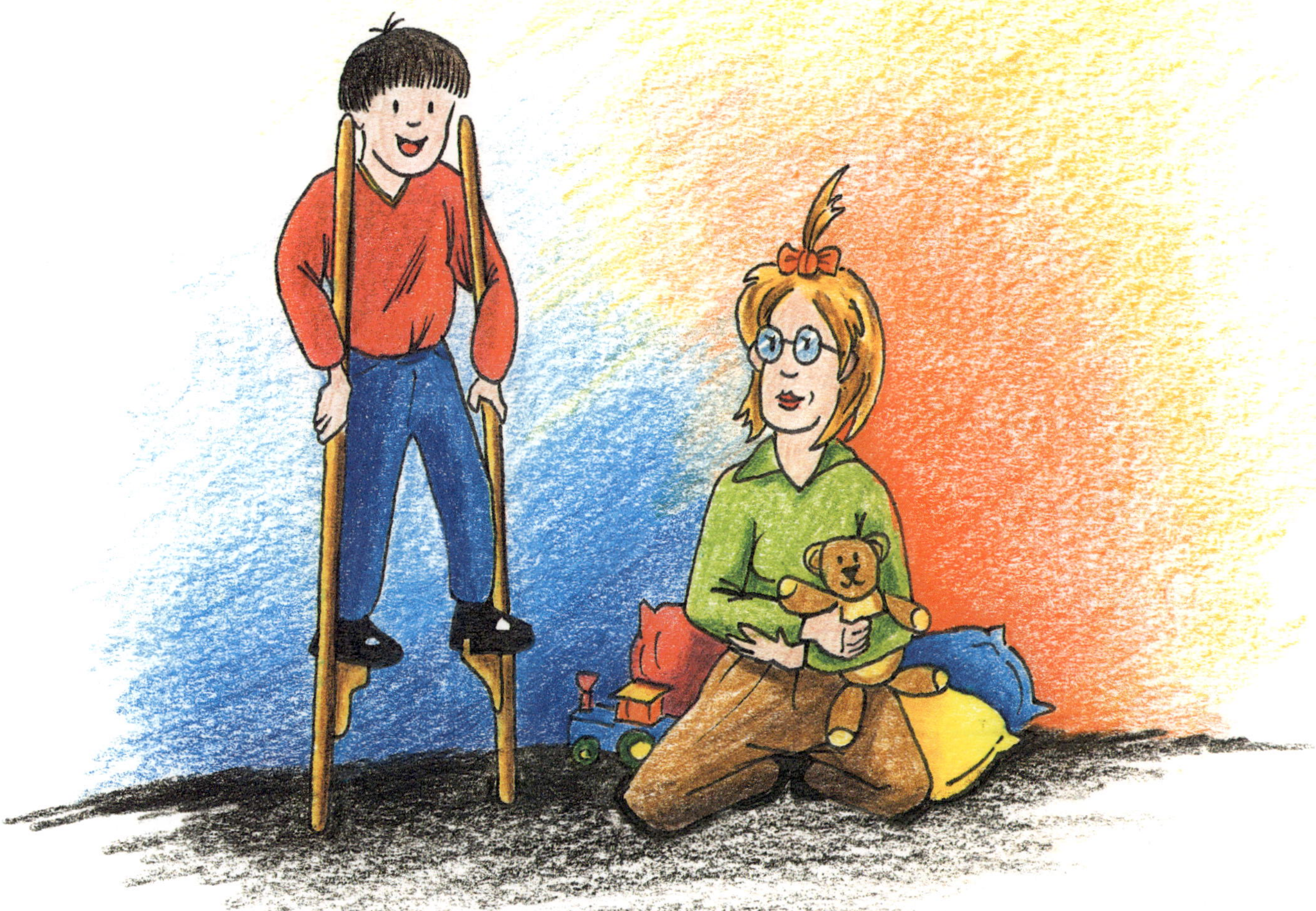

Hellmut Dunkelangst wird nach jeder Stunde bei der Kinderpsychologin mutiger und sicherer. Er kann sich mit ihr über alles unterhalten. Über seine Schwester und Mitschüler und auch über den Felix, der in der Schule neben ihm sitzt. „Der schreibt jetzt schon manchmal bei mir ab, weil ich besser geworden bin", erzählt Hellmut stolz.

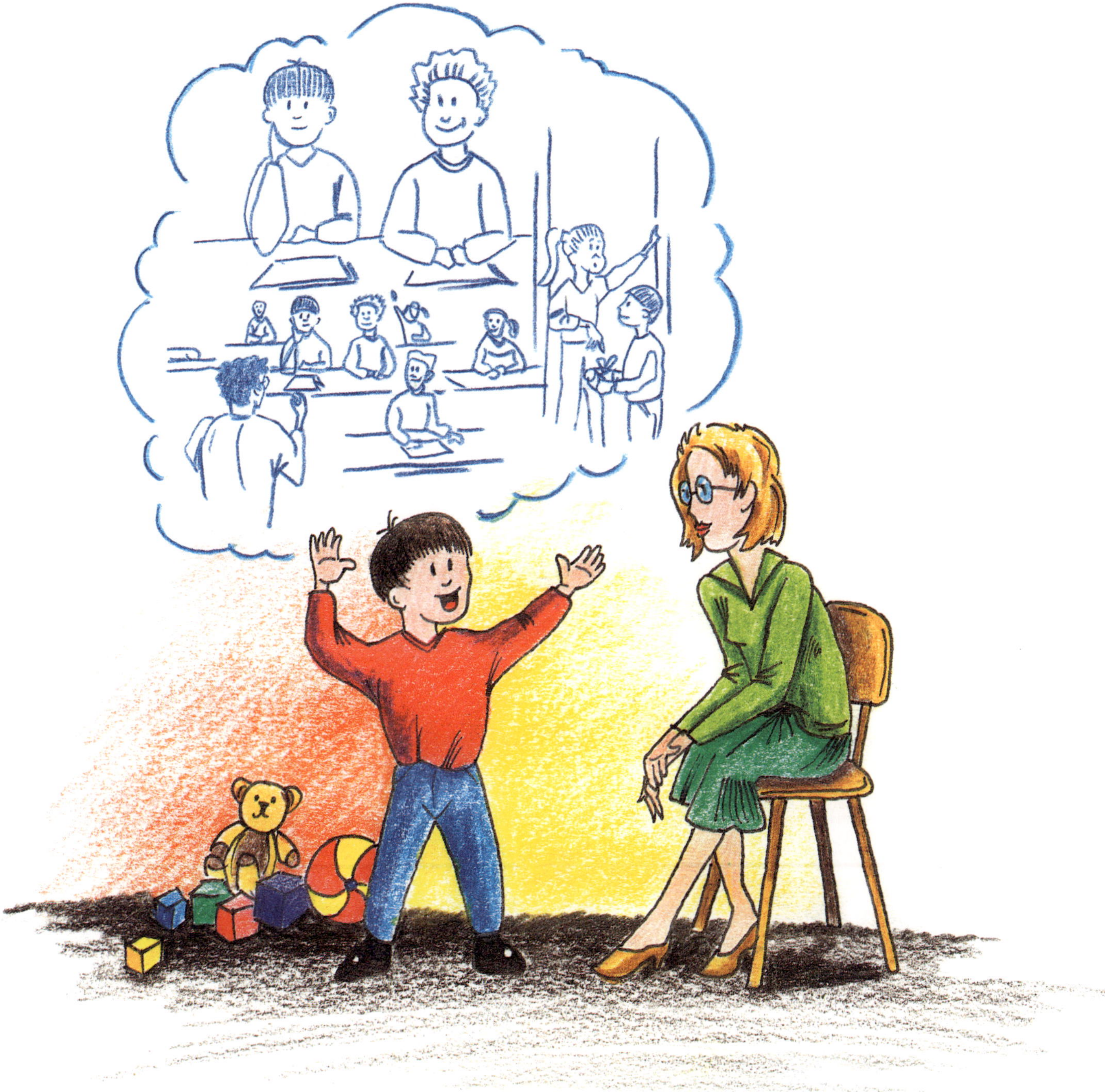

Hellmut kann jetzt schon für kurze Zeit sein Nachtlicht ausmachen, ohne daß sein Herz schneller klopft. Die Dunkelheit macht ihm weniger Angst, und die Schatten, die im Zimmer sind, wenn das Licht aus ist, verwandeln sich nicht mehr in gefährliche Monster.

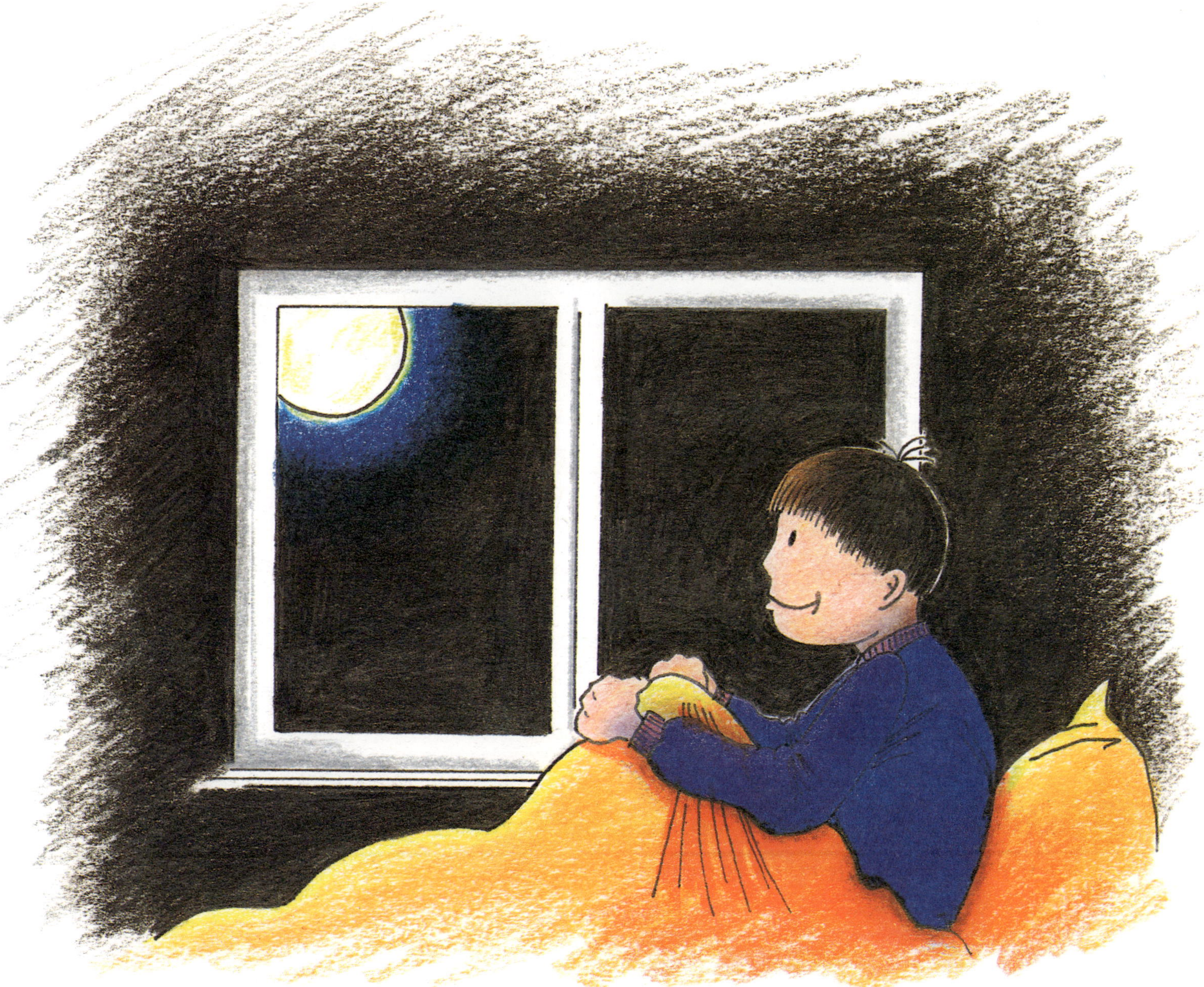

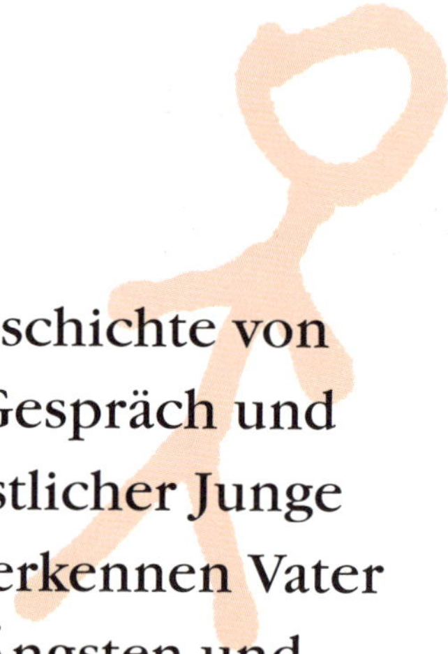

Inzwischen kennt die Kinderpsychologin die Geschichte von Hellmuts Dunkelangst. Sie bittet die Eltern zum Gespräch und erklärt ihnen, wieso Hellmut ein unsicherer, ängstlicher Junge geworden ist. Sie spricht lange mit ihnen. Dabei erkennen Vater und Mutter, daß sie schon einiges von Hellmuts Ängsten und Verletzungen wissen.

Hellmut hat viele kleine Enttäuschungen erlebt, die sein Selbstwertgefühl schwächten. Die Psychologin sagt: „Es kommt nicht darauf an, sein ängstliches Verhalten zu kritisieren, sondern darauf, daß wir einen Weg finden, um Hellmuts Stärken zu sehen und diese zu loben. Selbstwertgefühl kann man verlieren, aber auch wiedergewinnen."

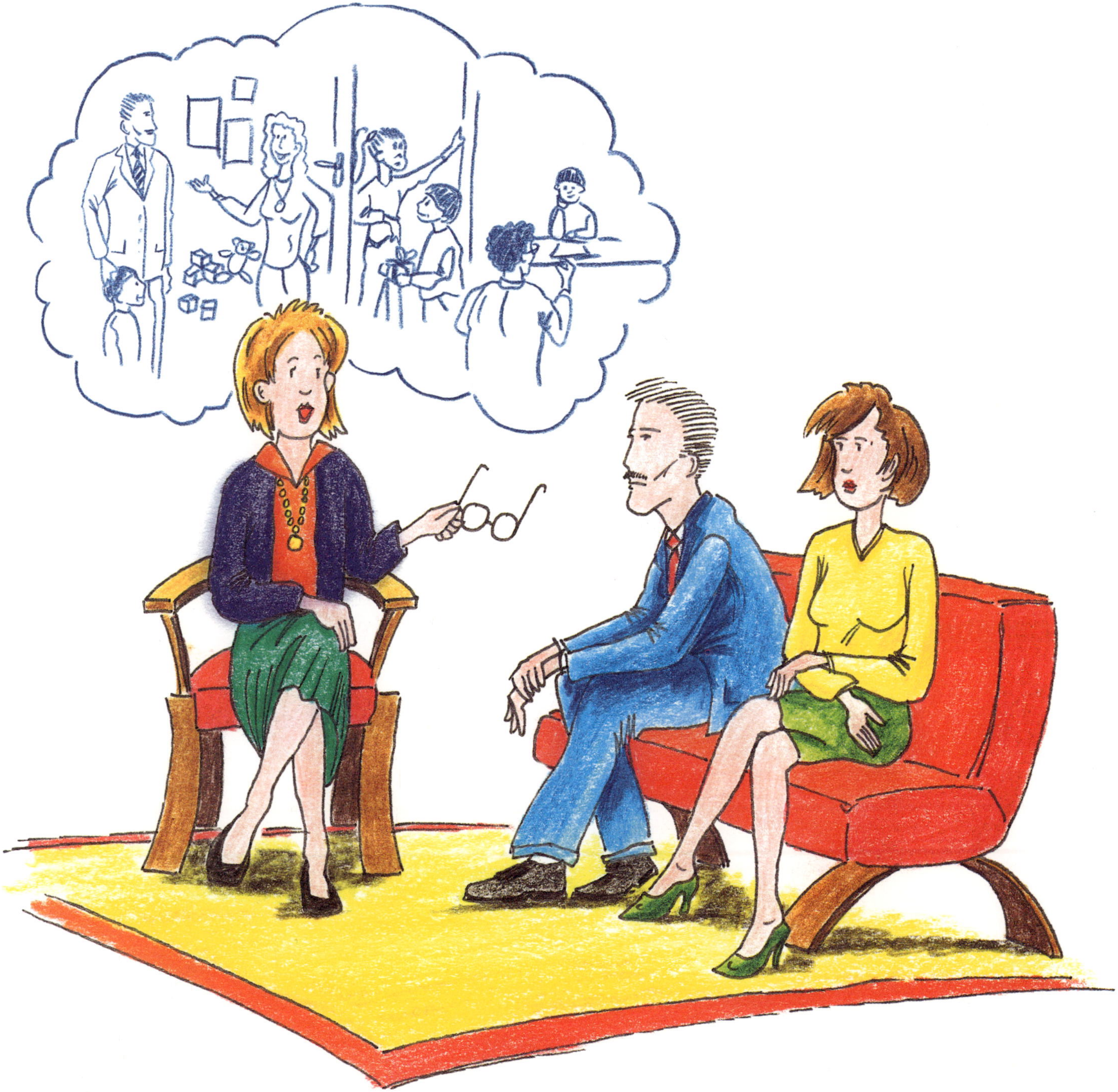

Am 14. Geburtstag seiner Schwester Betty spielen sie „Blinde Kuh”, und diesmal darf Hellmut mitspielen. Betty verbindet ihm die Augen, und er staunt nicht schlecht, als ihm klar wird, daß er kaum noch Angst hat.

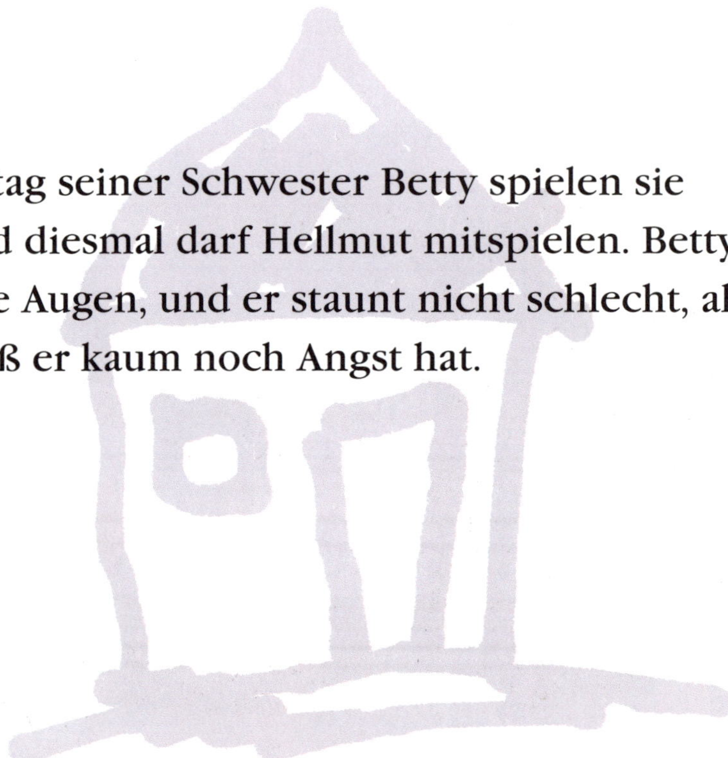

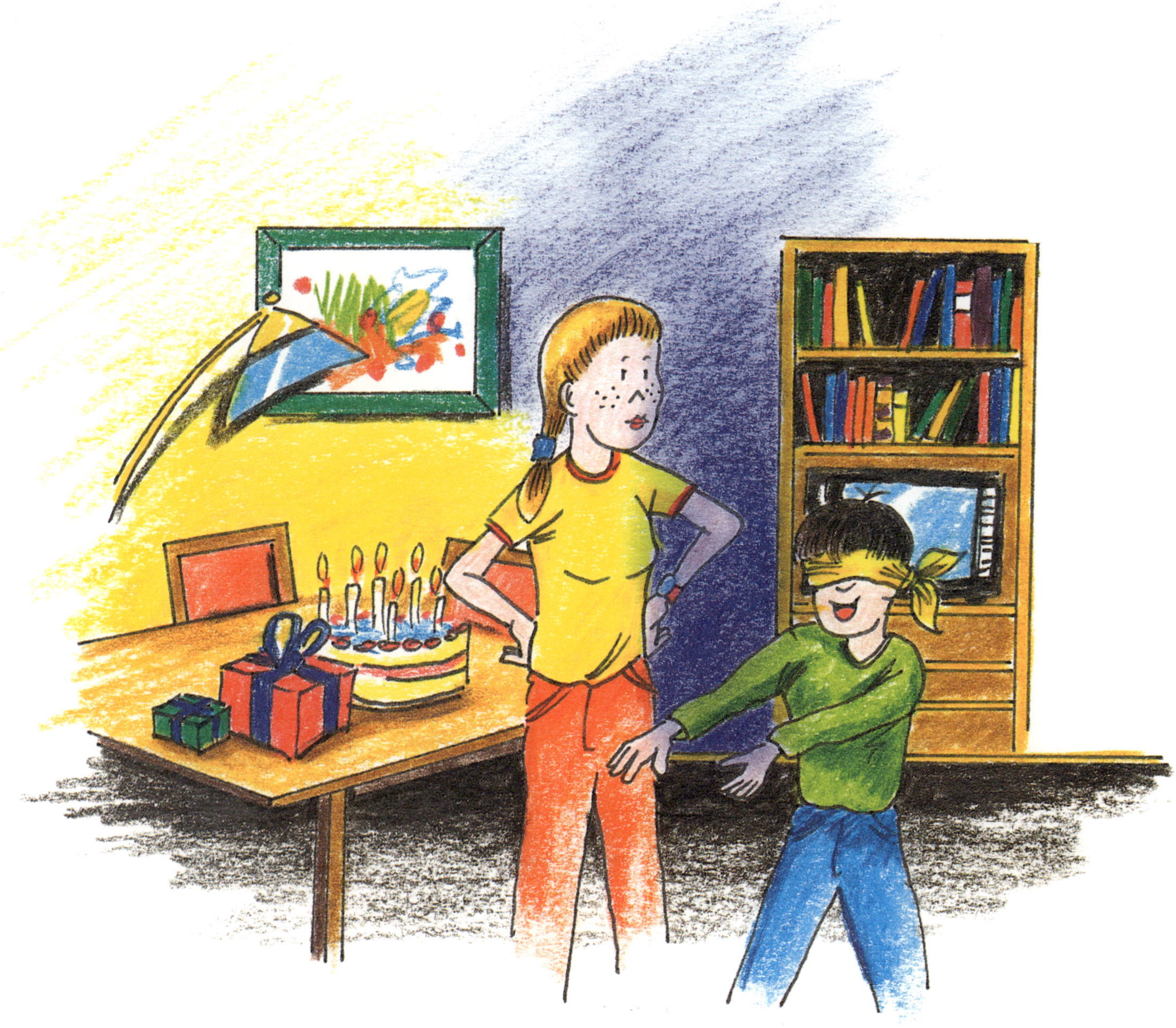

Hellmut Dunkelangst spricht mit seiner Mutter über das Lichtschluckmonster und erzählt, daß es jetzt auswandert. Dann sagt er mutig, daß es ja eigentlich keine Monster gibt.

Die Mutter kann ihn jetzt besser verstehen. Sie hat nämlich auch oft Angst vor Dingen, die wie „Monster" aussehen. Statt Hellmuts Angst als harmlos abzutun oder sich zu sehr den Kopf darüber zu zerbrechen, fragt die Mutter jetzt interessiert nach seinen Phantasien und Ideen.

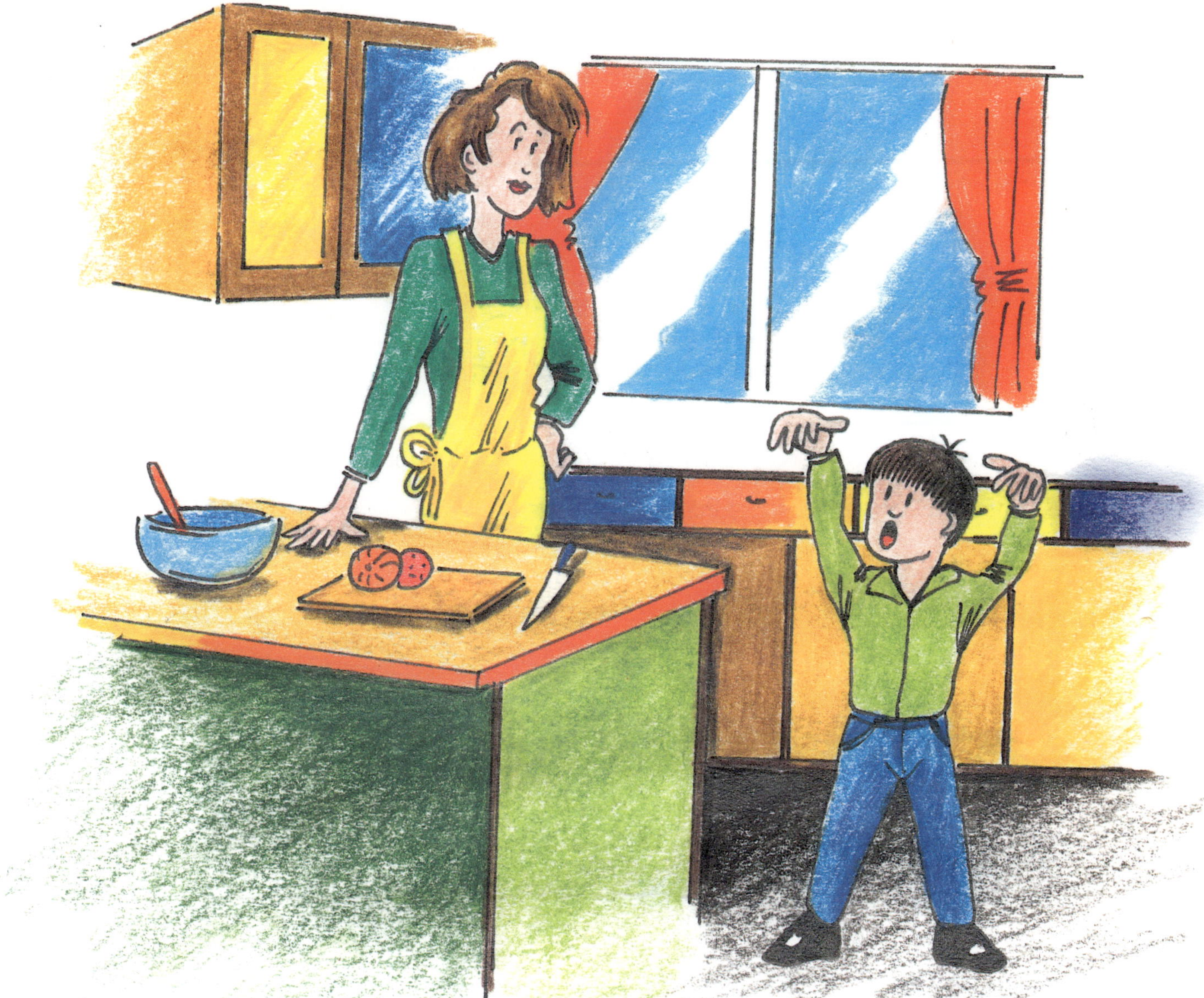

Eines Tages vergißt Betty, Papas Lottozettel abzugeben. Beim Sonntagsfrühstück kommt das Gespräch auf die Lottozahlen. Betty wird ganz bleich vor Angst, aber Hellmut hilft ihr: „Ich hab' die Zahlen schon verglichen – war aber keine richtig.” Aus Dankbarkeit will Betty ihrem Bruder einige Kaugummis schenken, aber Hellmut meint: „Die kannst Du behalten.”

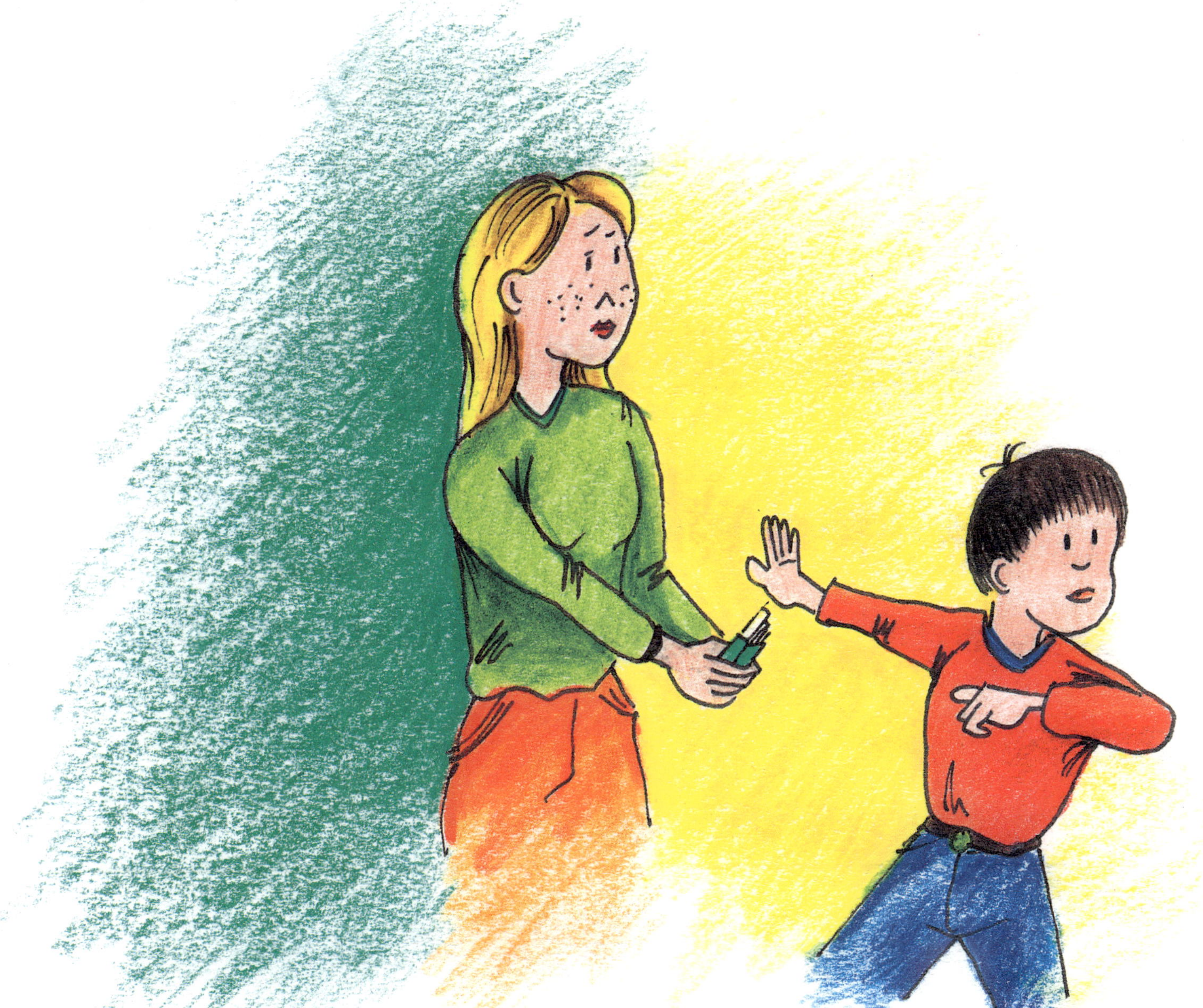

„Frau Hundertberg hat gesagt..." Hellmut ist überrascht, als er seinen Vater den richtigen Namen der Psychologin aussprechen hört. Wieso sagt er nicht mehr das lustige „Die Frau Psychologin hat gesagt..."? Hellmut Dunkelangst freut sich für seine große Spielgefährtin.

Der Vater scheint sie nach dem Gespräch, das die Erwachsenen eines Abends hatten, nun auch sehr zu mögen. Hellmut geht mit dem Vater zum Fußballspiel und berichtet unterwegs, daß er in Mathe eine gute Drei geschrieben hat. Vater meint: „Siehst Du, es geht doch."

Erschrocken korrigiert er sich, lobt seinen Sohn und beginnt, von seinen eigenen Problemen mit der Schule und seiner Angst vor Klassenarbeiten zu erzählen. In seiner Fußballmannschaft trägt Hellmut Dunkelangst inzwischen das Trikot Nr. 10.

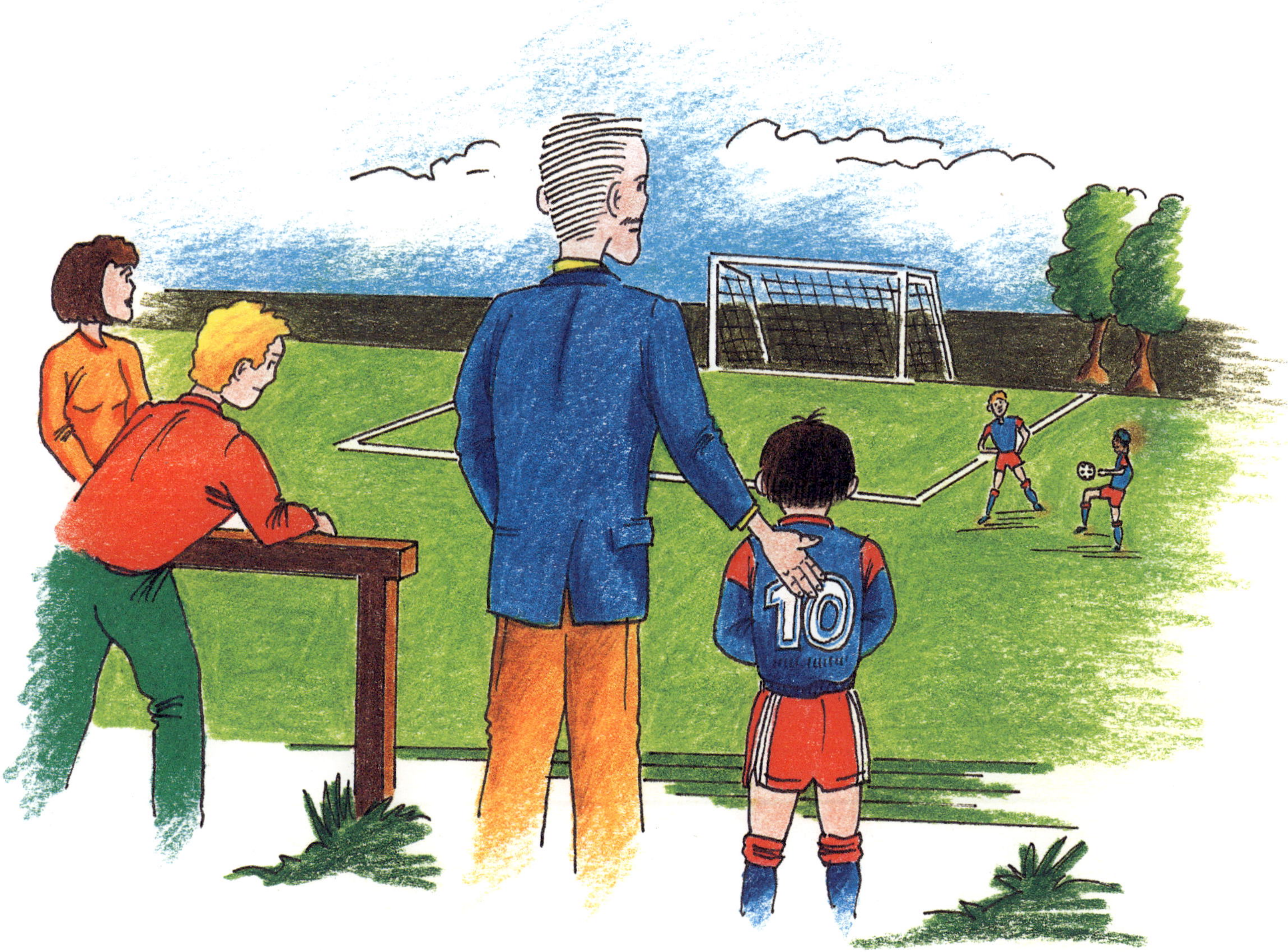
10

In der Schule packt Hellmut eine Tafel Schokolade als Geschenk ein und überreicht sie seinem Lehrer mit den Worten: „Das schenke ich Ihnen, damit Sie netter werden.” „Ich bin doch immer nett zu Euch...”, erwidert der verblüffte Lehrer zunächst, wird dann aber nachdenklich.

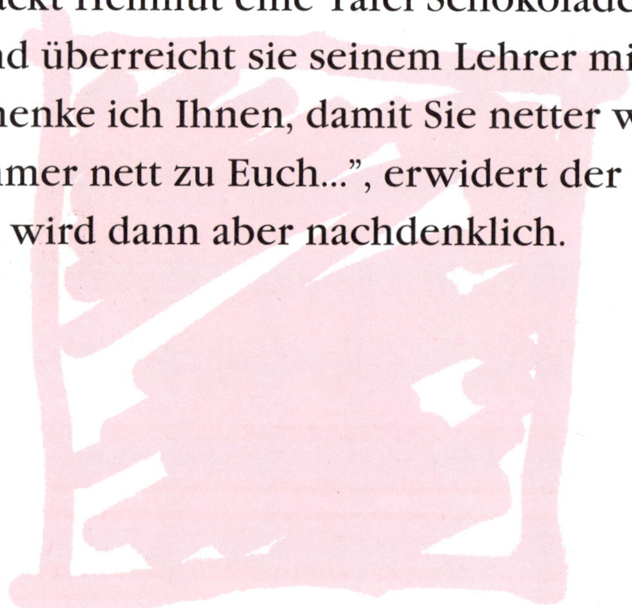

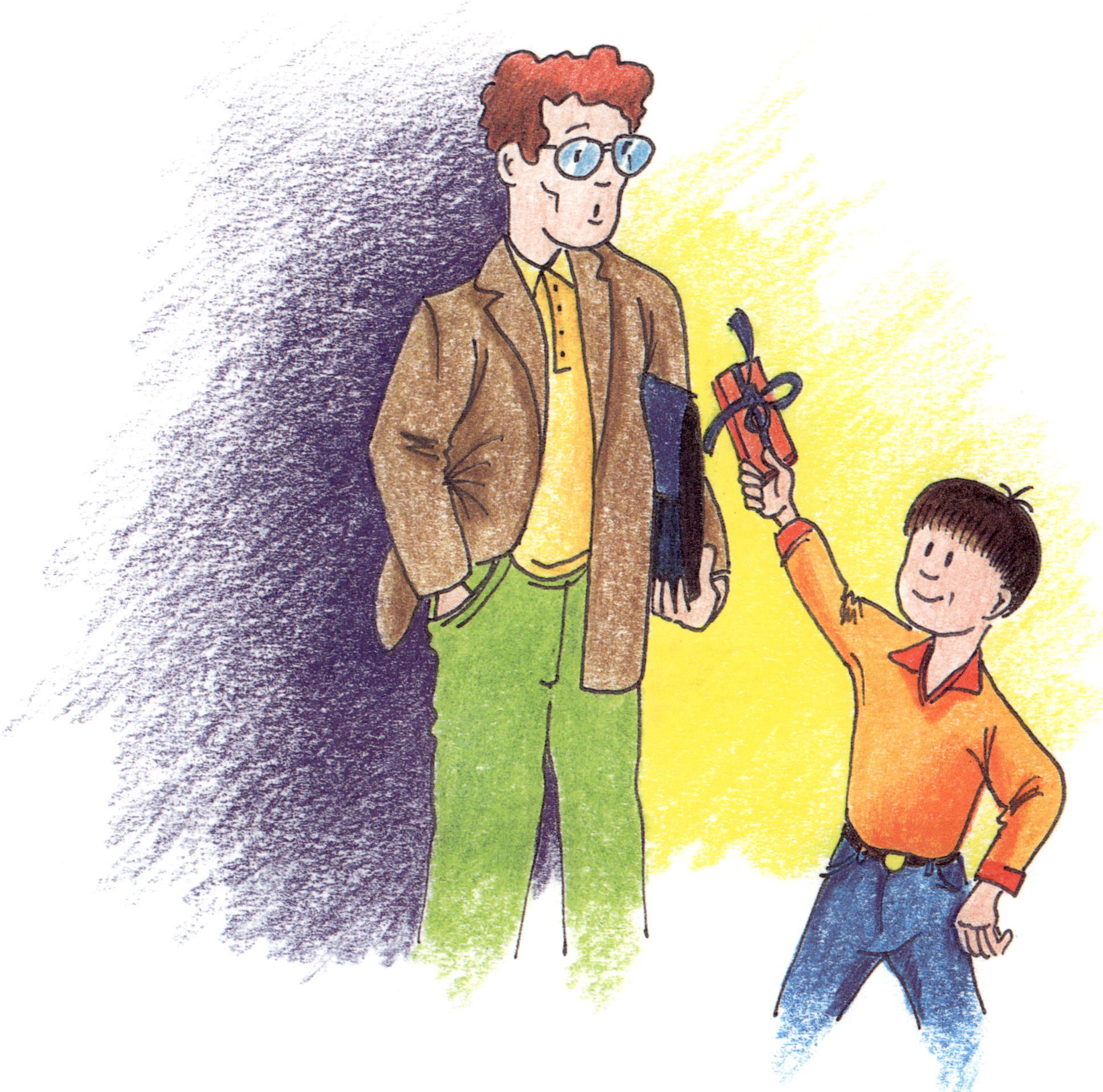

Nun ist Hellmut wieder stolz, sicher, fröhlich und kann im Dunkeln so sein wie andere Kinder: vorsichtig und wachsam wie ein Indianer – aber ohne die lähmende Angst. Er spielt sogar mit seinem Namen: „Mit hellem MUT die Dunkelangst bezwingen – jetzt bin ich der erste 'Dunkelangst', der wirklich was von seinem Namen versteht."

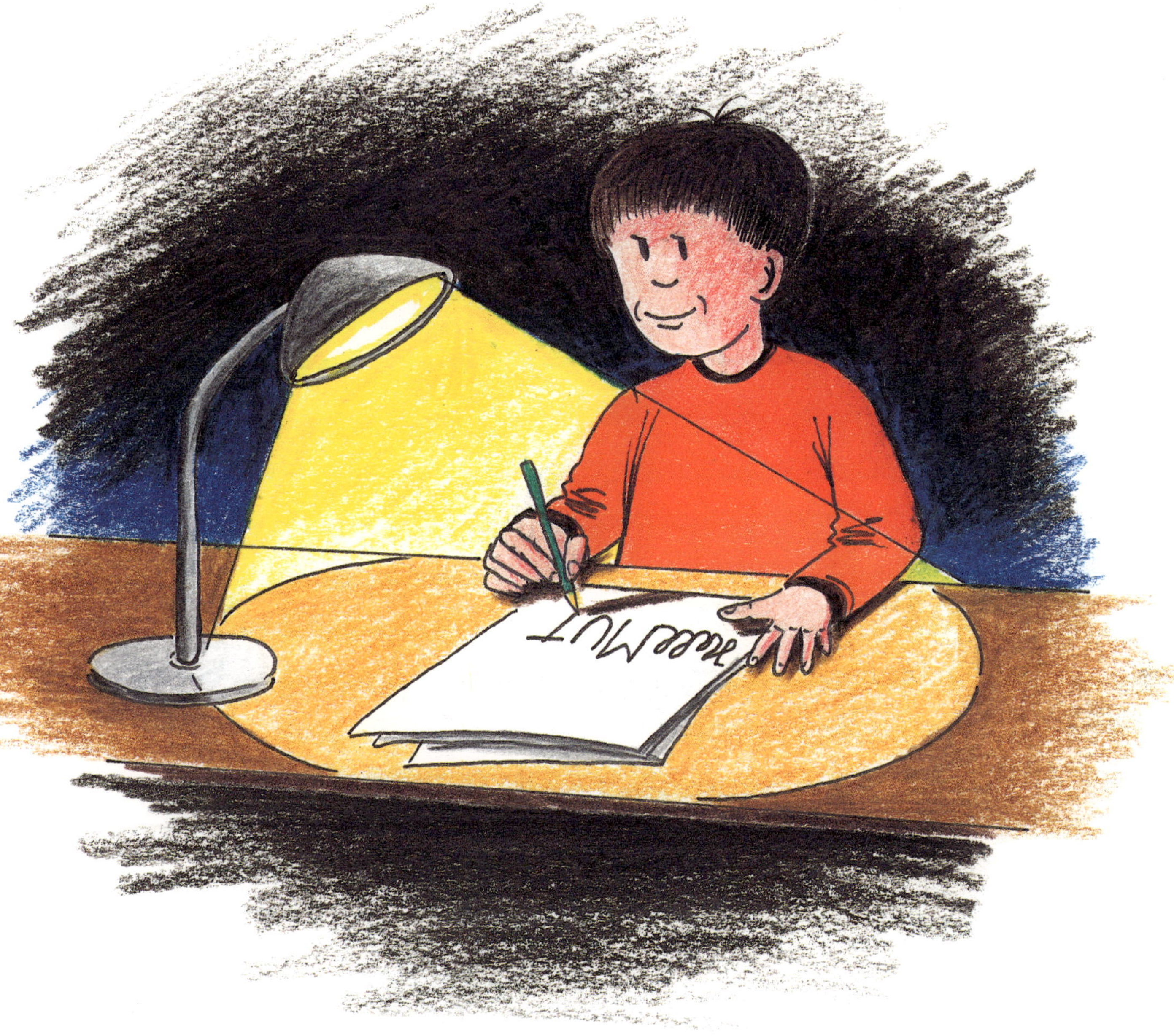

Liebe Eltern,

Dieses Kinderbuch zeigt, daß es häufig gerade die kleinen alltäglichen Verletzungen des Selbstwertgefühls sind, die bei Kindern zu Verhaltensstörungen wie der Dunkelangst führen können. Leider haben wir Erwachsenen aufgrund der Aufgabenflut des Alltags nicht immer die Möglichkeit, unseren Kindern die notwendige Aufmerksamkeit zu schenken beziehungsweise auf jedes Wort zu achten. Niemand kann perfekt sein. Perfekte Eltern verhindern die positive Entwicklung des Kindes sogar, weil sich das Kind minderwertig fühlen muß, wenn seine Eltern immer alles besser können. Deshalb kann ein Kind perfekter Eltern niemals ein gesundes Selbstwertgefühl entwickeln.

In der Kindererziehung haben sich bislang drei psychologische Grundregeln bewährt:

1. Liebe Dein Kind oder respektiere es zumindest.
2. Setze Deinem Kind feste Grenzen.
3. Erlaube Deinem Kind innerhalb der gesetzten Grenzen maximalen Handlungsspielraum.

Dabei ist besonders wichtig, das Verhältnis zwischen der festen Grenzsetzung und dem maximalen Handlungsspielraum innerhalb dieser Grenzen zu wahren. Kinder, die alles dürfen, werden im Erwachsenenalter Orientierung und Halt bei anderen suchen und sich in eine zum Teil schmerzhafte Abhängigkeit zu diesen Menschen begeben. Kinder, die kaum Spiel- und Freiräume haben – dazu gehört auch, Geheimnisse zu haben und Verbotenes zu tun, – werden überängstlich, überangepaßt oder zwanghaft. Verhaltensauffälligkeiten im Kindesalter sollten nicht über Gebühr dramatisiert werden. Wenn jedoch die Familie darunter zu leiden beginnt, sind die Empfehlungen einer Erziehungsberatungsstelle oder die Behandlung durch Kinderpsychologen ein guter Weg, um die Familie zu entlasten und die kindliche Seele zu heilen. Dazu brauchen Sie nur etwas Mut, so wie unser Hellmut ihn hatte.

Dunkelangst

In den ersten Lebensjahren signalisiert die Angst, dunkle Räume aufzusuchen oder im Dunkeln zu schlafen, einen ganz normalen Reifungsprozeß. Im Dunkeln wird das eigentlich Vertraute fremdartig, ungewohnt und daher aufregend. Ab dem Alter von fünf Jahren beginnt sich jedoch die sogenannte Dunkelangst auf verschiedene Inhalte, die mit anderen Ängsten in Verbindung stehen, zu entwickeln. Häufig gehen dieser Angst Trennungserlebnisse und Gefühle der Unsicherheit voraus.

Ein Kind, das tagsüber wiederholt von wichtigen Personen seines Alltags übermäßig kritisiert, ausgestoßen, isoliert, ausgelacht oder beschämt wird, erlebt nachts das Ergebnis dieser Frustrationen als Isolation, als Gefühl der Einsamkeit und Verlorenheit. Es beginnt, die Geräusche und schattenhaften Formen um ihn herum zu deuten und erlebt diese – mittels der in seiner Phantasie sichtbar gewordenen Gestalten wie Räuber, Monster oder Wölfe – als Gefahr für sein Leben. Diese Phantasiegestalten sind meistens Geschöpfe der Finsternis. Gefühle der Unsicherheit, der Schwäche, des Alleinseins, der Trennungs- und Vernichtungsangst gehören also zur Dunkelangst und müssen bei der Bewältigung der Angst mit in Betracht gezogen werden.

Symbole und Bilder, die Kinder verwenden, sind Ausdrucksmittel der Angst. Sie sind genauso ernst zu nehmen wie die realistische Ausdrucksweise der Erwachsenen. Denn hinter diesen Symbolen stehen konkrete Ängste. So kann beispielsweise das Bild des Abstürzens den Verlust von Schutz oder Halt (=Boden) signalisieren.

Die erzwungene Trennung von wichtigen Bezugspersonen hingegen mündet häufig in Entführungsphantasien und Entführungsängste (von Räubern träumen). Angstvorstellungen wie, im Wald oder anderen einsamen Gebieten ausgesetzt zu werden, entwickeln sich vorzugsweise, wenn die Trennung des Kindes von den Eltern absichtlich durch andere herbeigeführt wurde.

Die Entwicklung und die Verschlimmerung von Ängsten sind von den familiären Umgangsregeln mit der Angst abhängig. Ängste der Kinder erinnern die Eltern an eigene Ängste, die sie eigentlich nicht haben wollen. Wer Angst hat, gilt oft als minderwertig, als Feigling. Wer anderen Angst macht, gewinnt dagegen die Oberhand. Diese eigene Angst läßt sich eindämmen, indem man andere ängstigt, so wie es ältere Kinder gerne gegenüber jüngeren tun.

Wir Eltern haben deshalb verschiedene „Angstbändigungsspiele" für unsere Kinder erfunden, um die Macht über unsere eigene Angst zu gewinnen, ja, um sogar Spaß daran zu haben. Dazu gehören Spiele wie das Hochwerfen und Wiederauffangen des Kindes, Schiffschaukeln, der Besuch wilder Tiere im Zoo, Verstecken spielen, weglaufen, wegwerfen und wieder zurückholen und vieles mehr. Gebändigte Angst bereitet doppeltes Vergnügen: Man übt Macht auf andere aus, bändigt dabei seine eigene Angst und gewinnt Macht über sich selbst. Das Kind wird seinerseits das Gleiche tun, um Macht über seine eigene Angst zu gewinnen. Erst wenn mit diesen Spielen die Angst nicht gebändigt oder bewältigt werden kann, sucht das Kind Sicherheit und Schutz.

Auf keinen Fall darf das Angstmachen weiter fortgesetzt und der Sicherheits- und Geborgenheitswunsch des Kindes ignoriert oder gar verspottet werden. Auf kindliche Angst muß mit Zuwendung und Schutzangeboten reagiert werden. Den Rückhalt, den das Kind durch seine Eltern und Geschwister bekommt, stärkt es und macht es mutig, mit den Herausforderungen des Alltags und den eigenen Ängsten positiv umzugehen.